José Luís Esquijarosa Menéndez
Judiet González Díaz
Nielsen Bonilla Hernández

Sensibilidad y resistencia antimicrobiana en lactantes con infecciones

José Luís Esquijarosa Menéndez
Judiet González Díaz
Nielsen Bonilla Hernández

Sensibilidad y resistencia antimicrobiana en lactantes con infecciones

Pediatría

Editorial Académica Española

Imprint
Any brand names and product names mentioned in this book are subject to trademark, brand or patent protection and are trademarks or registered trademarks of their respective holders. The use of brand names, product names, common names, trade names, product descriptions etc. even without a particular marking in this work is in no way to be construed to mean that such names may be regarded as unrestricted in respect of trademark and brand protection legislation and could thus be used by anyone.

Cover image: www.ingimage.com

Publisher:
Editorial Académica Española
is a trademark of
Dodo Books Indian Ocean Ltd. and OmniScriptum S.R.L publishing group

120 High Road, East Finchley, London, N2 9ED, United Kingdom
Str. Armeneasca 28/1, office 1, Chisinau MD-2012, Republic of Moldova, Europe
Printed at: see last page
ISBN: 978-620-2-16679-9

DEDICATORIA.

A mis padres, gracias por su ejemplo, tanto en lo profesional como en lo personal. Gracias por inculcarme los valores y herramientas que me han permitido llegar hasta donde me encuentro el día de hoy.

A los niños, que son nuestra razón de ser.

AGRADECIMIENTOS.

A mis padres, por su disponibilidad, apoyo en todo momento y por su gran cariño y confianza.

A mi tutora de tesis, Dra. Judiet González Díaz, y a mi asesor, Dr. Nielsen Bonilla Hernández, porque con su labor docente y mucha paciencia, me han introducido en el mundo de la investigación.

A mi familia, amigos y a todas las personas que de forma directa o indirecta siempre me han brindado su apoyo.

Agradezco a mis queridos docentes y compañeros, ya que sin ellos no hubiera podido avanzar.

RESUMEN.

Se realizó un estudio descriptivo, longitudinal y prospectivo, en el Hospital Comandante Pinares de San Cristóbal, provincia Artemisa, durante el período comprendido desde Mayo de 2017 hasta Mayo del 2019 con el objetivo de determinar el comportamiento de la susceptibilidad antimicrobiana frente a los antimicrobianos de primera elección en lactantes con infección urinaria. Las variables estudiadas fueron: grupos de edades, sexo, formas clínicas de presentación, gérmenes aislados, susceptibilidad antimicrobiana y alteraciones en exámenes complementarios. El universo de estudio estuvo constituido por 127 lactantes que ingresaron en servicio de pediatría con diagnóstico de infección urinaria, respetando criterios de inclusión y exclusión. Observamos que las Cefalosporinas de 3ra generación presentaron altos niveles de resistencia mientras que la Amikacina, mostró un bajo nivel y la mayor sensibilidad la mostró la Nitrofurantoína. La infección urinaria predominó en el sexo femenino, excepto en las edades comprendidas entre 1 y 3 meses de edad, donde predominó el sexo masculino, siendo también en dicho grupo etario donde hubo una mayor incidencia. La Escherichia coli fue el microorganismo que con mayor frecuencia constituyó la causa de la infección urinaria, predominando en ambos sexos. Las formas clínicas de presentación más frecuentes fueron la forma distrofiante, seguido de la febril y la forma típica. Se observó un predominio de pacientes con leucocitosis y leucocituria.

Palabras clave: Infección urinaria, lactantes, susceptibilidad antimicrobiana.

ÍNDICE.

INTRODUCCIÓN

La infección del tracto urinario (ITU) es una patología frecuente en la infancia y una de las causas más comunes de consulta en el servicio de urgencias pediátricas. Las manifestaciones clínicas pueden ser inespecíficas en los lactantes y niños pequeños; sin embargo, en los niños mayores la sintomatología es más específica. Representa una de las infecciones bacterianas más frecuentes de carácter no epidémico diagnosticada en niños a escala mundial, se reconoce como la tercera causa de infección, después de las respiratorias y las diarreicas. (1)

El diagnóstico de certeza y tratamiento adecuado de la ITU, reviste especial importancia para prevenir el daño renal. Afecta con mayor frecuencia a pacientes de sexo femenino en todas las edades, a excepción de los primeros 3 meses de vida de vida, período en que predomina en los varones generalmente asociada a anomalías congénitas subyacentes del tracto urinario. Aproximadamente del 3 al 5 % de las hembras y del 1 al 2 % de los varones tienen a lo largo de su infancia, al menos, un episodio de infección urinaria. Diversos estudios han descrito mayor prevalencia de ITU en asiáticos, seguida de niños y niñas de raza blanca e hispanos y, por último, en afroamericanos. (1, 2)

Algunos la consideran como una enfermedad social por su incidencia, duración y posibles secuelas. Es la causa más frecuente de fiebre sin foco en el niño menor de tres años de edad y es la patología nefrourológica más frecuente a la que se tiene que enfrentar el pediatra de la atención primaria. La prevalencia de infección urinaria en pacientes febriles es del 2,5 % en los niños y del 8,8 % en las niñas. Así mismo es causa parenteral de trastornos digestivos (diarreas y deshidratación) o perturbaciones nutritivas crónicas (malnutrición del lactante). (3, 4, 5)

En base a estudios prospectivos recientes podemos decir, que es la infección bacteriana más frecuente en la edad pediátrica, incidiendo preferentemente durante el período de la lactancia. Se trata de una patología por tanto, que genera una alta morbilidad durante la fase aguda con repetidas visitas al pediatra, precisando de una o varias tandas de tratamiento antibiótico y siendo necesario la hospitalización en múltiples ocasiones. (3)

Su tratamiento inicial es frecuentemente empírico, por lo que la elección del antimicrobiano se basa en la epidemiología y patrones de susceptibilidad locales. La introducción de los antibióticos en la práctica clínica supuso una de las intervenciones más importantes para el control de las enfermedades infecciosas. Los antibióticos han salvado millones de vidas, y además han supuesto una revolución en la medicina. En el ámbito hospitalario, constituyen un grupo terapéutico de elevada prescripción y, su mal uso, ha generado grandes problemas sanitarios. En ese sentido, la evaluación de la calidad de la prescripción permite orientar a gestores y profesionales hacia el uso eficaz y seguro de estos y detectar áreas de mejoras, lo cual lleva implícito el conocimiento sobre la prescripción del fármaco y la existencia de un consenso para esa indicación. La evaluación de la prescripción- indicación constituye la mejor forma de medir el empleo de los medicamentos y es la más aceptada por los facultativos. (6, 7)

El uso innecesario de antimicrobianos tiene claros efectos indeseables para el paciente (erradicación de la flora normal, incremento y selección de cepas resistentes) y la comunidad (modificación de los patrones de sensibilidad microbiana y gasto sanitario); también puede conllevar al aumento de la resistencia bacteriana. La ecología de la resistencia es una rama bastante joven por lo que se continúa indagando en el verdadero "rompecabezas" que constituye el origen y la evolución de la resistencia bacteriana. Según datos de la Organización Mundial de la Salud, esto constituye uno de los problemas sanitarios en todo el mundo. (8, 9)

La era moderna de la terapéutica antimicrobiana se inicia en 1934 con la descripción de Dogmak de la efectividad de la primera sulfonamida en el tratamiento de las infecciones experimentales por estreptococos, la llamada "Edad de Oro" de los antibióticos comienza en 1941 con la producción de la penicilina a gran escala y su utilización con buenos resultados en ensayos clínicos, actualmente su amplio uso fomenta el aumento de la resistencia de los gérmenes, lo que crea una necesidad cada vez mayor de nuevas drogas, y se encarece el tratamiento. La resistencia bacteriana a los antibióticos es un problema de salud mundial que se encuentra en constante evolución. (10)

Desde el punto de vista práctico una bacteria es sensible a un antibiótico, cuando este es eficaz frente a ella y se puede esperar la curación de la infección; por el contrario es resistente cuando su crecimiento sólo puede ser inhibido a concentraciones superiores a las que el fármaco puede alcanzar en el lugar de la infección. La emergencia y diseminación de la resistencia bacteriana, es considerada actualmente como un fenómeno creciente alrededor del mundo y de gran complejidad. (11)

De manera frecuente se reportan nuevos mecanismos de resistencia bacteriana a los antibióticos, tanto en bacterias gram negativas como en gram positivas. La presencia de resistencia en una bacteria causante de infección disminuye las posibilidades de obtener la curación clínica y la erradicación bacteriológica e incrementa los costos del tratamiento, la morbilidad y la mortalidad; por lo que es importante seleccionar el tratamiento adecuado. La mejora de las decisiones sobre el uso de los antimicrobianos requiere, en última instancia, orientación de las decisiones terapéuticas hechas por pacientes y prestadores de atención sanitaria. (12, 13)

Recientemente, la OMS publicó su primera lista de "patógenos prioritarios" resistentes a los antibióticos, en la que se incluyen las doce familias de bacterias más peligrosas para la salud humana. Esta lista se elaboró para tratar de guiar y promover la investigación y desarrollo de nuevos antibióticos, como parte de las actividades para combatir el creciente problema mundial. En la lista se pone de relieve especialmente la amenaza que suponen las bacterias gramnegativas resistentes a múltiples antibióticos. Estas bacterias tienen la capacidad innata de encontrar nuevas formas de resistir a los tratamientos y pueden transmitir material genético que permite a otras bacterias hacerse farmacorresistentes. (14, 15)

En la actualidad, la Infección del tracto urinario constituye una problemática a nivel mundial. La prevalencia global en la población pediátrica en España se ha estimado en el 5 %, con una incidencia anual de 3.1 /1000 niñas (0-14 años) y 1.7 /1000 niños (0-14 años). En Chile, la tasa general de incidencia es de 4.0/1.000 en menores de 15 años, más frecuentes en los varones entre los menores de un año, y predominio en hembras entre los niños mayores, similar a datos de otros países. (3, 4)

Durante el primer año de vida, la tasa de incidencia en Estados Unidos es de 0.3-1.2 %, siendo más frecuentes en varones durante los tres primeros meses de vida, a partir de esta edad predomina en el sexo femenino; en este país donde la padecen cada año entre el 2,4 y el 2,8 % de los niños; ocasiona más de 1,1 millones de consultas pediátricas y genera un coste, exclusivamente debido a los ingresos hospitalarios por pielonefritis aguda, superior a 180 millones de dólares anuales. (3, 4)

Estudios de seguimiento recientes llevados a cabo en Suecia sobre una cohorte de 1.221 niños con ITU han demostrado que 16-26 años después de haberla sufrido, el riesgo de desarrollar IRC es muy bajo y limitado exclusivamente a los portadores de cicatrices renales en ambos riñones. Otro tanto se pudo demostrar en cuanto al desarrollo de Hipertensión Arterial (HTA), presente en el 9 % de los niños que desarrollaron cicatrices renales, frente al 6 % de los que sufrieron ITU exclusivamente. En México, en una serie publicada por De la Cruz J. P. y cols, de 100 niños con ITU demostrada por punción suprapúbica de la vejiga, encontraron factores predisponentes del aparato urinario en 61 y el reflujo vesicoureteral fue el más frecuente. (16)

En Cuba, en estudio realizado en el Servicio de Nefrología del Hospital "William Soler" de la Habana, se reportó una incidencia de la enfermedad de 1,4 %, sin embargo, no existen estudios poblacionales que muestren la incidencia de esta afección en el país. En un estudio realizado en el "Centro de Referencia de Nefrología Pediátrica de Cuba", encontraron de forma significativa tres variables asociadas al desarrollo de cicatrices renales: el reflujo vesicoureteral, recurrencia de la ITU y la edad menor de cinco años. (17)

FUNDAMENTACIÓN DEL PROBLEMA CIENTÍFICO.

Uno de los principales problemas sanitarios de la actualidad tiene que ver con la resistencia a los antibióticos que presentan varios grupos de bacterias, lo cual ha originado que la Organización Mundial de la Salud (OMS) solicite a la comunidad científica, la búsqueda de soluciones que frenen este problema, de graves consecuencias para la población mundial. Las infecciones por bacterias causarán más muertes por las resistencias a los antibióticos que el cáncer en el año 2050, convirtiéndose así en la primera causa de muerte por enfermedad en el mundo. La sensibilidad antimicrobiana de las bacterias que ocasionan infecciones incluye un proceso de desarrollo dinámico, se va modificando con el decurso del tiempo y el uso frecuente de antibióticos, que en su gran mayoría, se utilizan indiscriminadamente, ya sea por prescripción médica o por automedicación. (18, 19, 20)

La resistencia bacteriana a los antibióticos se relaciona con el consumo de éstos, favorece la creación, adaptación y diseminación de mecanismos de resistencia a los antimicrobianos cuya prevalencia creciente hace imprescindible orientar racionalmente el tratamiento empírico de la infección urinaria, lo que constituye una práctica habitual y recomendada. La resistencia de los patógenos a los agentes antimicrobianos, es un problema de extrema importancia para seleccionar el antibiótico idóneo de primera línea, mostrándose variaciones y requiere constante actualización, vigilancia microbiológica de la sensibilidad antibiótica de los principales uropatógenos que afectan en nuestro medio. Por la importancia que reviste Escherichia coli en el desarrollo de ITU y en otros órganos y sistemas y las serias complicaciones y secuelas que puedan presentarse producto de esta, se hace necesario realizar estudios más amplios y continuos acerca del comportamiento de la susceptibilidad antimicrobiana, así como realizar investigaciones que apliquen la biología molecular para determinar los mecanismos de la resistencia. (21)

Si la tendencia actual persiste, podría conducir a una situación grave en que los antibióticos orales relativamente baratos y fáciles de administrar ya no tengan un beneficio práctico para los pacientes jóvenes con ITU. El resultado sería una mayor dependencia de medicamentos intravenosos, mucho más costosos. Teniendo en cuenta el elevado número de pacientes que acuden a nuestras consultas con sintomatología urinaria y en su gran mayoría con recurrencias a pesar de la conducta antibiótica aplicada, nos propusimos realizar el estudio para actualizar la prevalencia de la infección del tracto urinario en nuestro medio y la susceptibilidad a los antimicrobianos utilizados en el tratamiento empírico. (22)

APORTE TEÓRICO.

La contextualización a la región de la provincia de Artemisa del comportamiento de la sensibilidad y resistencia antimicrobiana a los fármacos de elección en la infección del tracto urinario.

APORTE PRÁCTICO.

En cada institución, servicio o sala se precisa tener identificados los principales microorganismos causantes de los procesos infecciosos; así como su patrón de resistencia antimicrobiana. Actividad que demanda de una constante actualización, convertido así en un problema de investigación, afrontado en el estudio que genera el presente informe de investigación. El estudio de la infección urinaria es de constante motivación para los profesionales de la salud relacionados con estos pacientes, con la finalidad de mejorar la calidad de la atención a los niños.

DEFINICIÓN DEL PROBLEMA CIENTÍFICO.

Problema Científico.

¿Cuál es el comportamiento de la sensibilidad y resistencia antimicrobiana ante las drogas de primera elección en lactantes con infección urinaria ingresados en el servicio de Pediatría del Hospital "Comandante Pinares"?

OBJETO CIENTÍFICO DE LA INVESTIGACIÓN.

La determinación del comportamiento de la susceptibilidad antimicrobiana ante las drogas de primera elección en lactantes (29 días de nacido hasta 11 meses y 29 días de edad) con infección urinaria, atendidos en el servicio de Pediatría del hospital "Comandante Pinares" de San Cristóbal desde mayo de 2017 hasta mayo del 2019, que incluye grupos de edades, sexo, formas clínicas de presentación, gérmenes aislados, susceptibilidad antimicrobiana y alteraciones en exámenes complementarios.

RAZONES QUE JUSTIFICAN LA PARTICIPACIÓN DE LAS PARTES.

Como respaldo a la estrategia de la Organización Mundial de la Salud en función de contener la resistencia a los antimicrobianos, es máxima responsabilidad de todo el personal de la salud, continuar aunando esfuerzos dirigidos a la aplicación de políticas terapéuticas antimicrobianas siempre respaldadas por las mejores evidencias científicas. Asimismo, es responsabilidad de todos aquellos que estamos vinculados directamente a la enseñanza de la medicina, educar desde etapas muy tempranas a los futuros médicos en la importancia de realizar una prescripción y uso adecuado de los antimicrobianos; alentarlos también en la importancia de que enseñen a sus pacientes a hacer un uso apropiado de estos medicamentos y en la necesidad de cumplir los tratamientos prescritos. Como recurso primario, se deberá continuar trabajando en la prevención de las enfermedades y en la lucha contra las infecciones.

MARCO TEÓRICO.

Definición.

La infección del tracto urinario (ITU) se define como la colonización, invasión y multiplicación, en la vía urinaria de microorganismos patógenos especialmente bacterias que habitualmente, provienen de la región perineal y sobrepasan los mecanismos de defensa del huésped, producen una reacción inflamatoria y alteraciones morfológicas y funcionales, con una respuesta clínica que afecta con mayor o menor frecuencia a personas de uno u otro sexo y diferentes grupos poblacionales. Desde el punto de vista clínico es difícil establecer el diagnóstico topográfico, principalmente en los niños más pequeños debido a que la sintomatología es muy inespecífica. Sin embargo, la presentación clínica puede ser definida según su localización, evolución, compromiso estructural y recurrencia. Operativamente, la infección de vías urinarias es definida como la coexistencia de bacteriuria, leucocituria y un número significativo de bacterias en un urocultivo. (23)

Mecanismos de defensa del tracto urinario.

A excepción de la mucosa de la uretra, por lo general el tracto urinario es resistente a la colonización de las bacterias debido a que existe respuesta por parte del sistema innato en las vías urinarias. Existe una gran respuesta proinflamatoria, además la producción sistémica de interleucina 1β y IL-6 puede conducir a la activación de la respuesta de fase aguda y fiebre. La severidad de la infección se puede determinar según la concentración de la IL-6 en suero y en orina, siendo los más altos niveles los observados en pielonefritis y bacteriemias. Por otra parte, la citocina quimiotáctica IL-8 se libera en la mucosa atrayendo polimorfonucleares (PMN), resultando en piuria, lo cual contribuye a la erradicación de la afección. La infección estimula la expresión de CXCR1 y CXCR2 por las células uroteliales; el primero es esencial para aumentar la migración de los neutrófilos a través de las capas celulares infectadas in vitro. Se considera que la orina es un buen medio de cultivo para la mayoría de las bacterias, aunque tiene buena actividad antibacteriana. (24)

Las bacterias anaerobias y otros microorganismos constituyen la mayor parte de la microbiota uretral, las cuales no se suelen multiplicar en la orina. De igual forma, se ha demostrado que valores extremos de osmolaridad, concentración de urea alta y niveles de pH bajos inhiben el crecimiento de algunas de las bacterias que causan ITU. El pH y la osmolaridad de la orina de las mujeres embarazadas tienden a ser más adecuados para el crecimiento bacteriano que los de mujeres no embarazadas. La presencia de glucosa hace que la orina sea un mejor medio de cultivo, mientras que la adición de líquido prostático a la orina inhibe el crecimiento bacteriano. Asimismo, se ha evidenciado que la orina inhibe las funciones de migración, adherencia, agregación y eliminación de los PMN. (24)

Epidemiología.

La real incidencia y prevalencia de las ITU varía con: edad, sexo y criterios diagnósticos, además de las características de la población estudiada. Se estima que el riesgo acumulativo para padecer una ITU durante la infancia es de 3 a 5 % para las niñas y cerca de 1 % para los varones. Sin embargo existe mayor incidencia de ITU en recién nacidos y lactantes varones menores de un año, lo cual obedece a mayor frecuencia de anomalías obstructivas del tracto urinario inferior, identificadas en este grupo de pacientes como pudieran ser las estenosis uretrales y la valva de uretra posterior. Después de esta edad se presenta con mayor frecuencia en las hembras por variadas características que le favorecen: cercanía anatómica entre los genitales y el ano, cortedad de la uretra y mala técnica de aseo.

Denominaciones: (5)

1- Pielonefritis: se afecta el parénquima renal y el sistema pielocalicial.

2- Cistitis: se limita a vejiga.

3- ITU Complicada: alteraciones anatómicas o funcionales o enfermedades asociadas.

4- Bacteriuria asintomática: presencia de bacterias en el urocultivo sin síntomas clínicos.

5- ITU No complicada: infecciones sin alteraciones estructurales y buen vaciamiento vesical.

6- ITU Recurrente:

-Recaída: infección por el mismo germen después de terminado el tratamiento.

-Reinfección: reaparece otro germen después del tratamiento.

7- ITU Persistente: se mantiene durante y después del tratamiento.

En la infección urinaria se deben considerar 3 factores que son los siguientes: (25)

-Vías de infección.

-Factores de virulencia: determinados por la capacidad de la bacteria para colonizar la vía urinaria, causar enfermedad y perpetuarse. Estos factores se han atribuido a diferentes estructuras y propiedades de la bacteria.

-Mecanismos de defensas del huésped: existen mecanismos que luchan para evitar la ITU mediante la destrucción del germen, cuando los factores de virulencia de la bacteria superan los mecanismos de defensa del huésped sucede la ITU.

Vías de infección. Los microorganismos alcanzan el riñón por vía canalicular ascendente y hematógena. La mayoría de los gérmenes gramnegativos llegan al tracto urinario por vía ascendente después de colonizar la región perineal y el introito vaginal en la hembra o el saco subprepucial en el varón. La vía hematógena se presenta principalmente en el recién nacido, es la principal en esta edad y se observa cuando aparece una sepsis sistémica. Para que ocurra la infección por la vía canicular ascendente, es necesario que exista gran multiplicación de los microorganismos que les permita:

– Colonizar la región vulvar o del saco subprepucial.

– Ascender a la uretra, llegar a la vejiga y multiplicarse.

– Resistir el mecanismo de arrastre ejercido por la micción.

Factores de virulencia. Se atribuyen a diferentes propiedades de las bacterias que favorecen estos factores:

– Presencia de fimbrias (adherencia):

• Fimbrias tipo I.

• Fimbrias tipo II o P.

• Adhesinas X, M y S.

– Producción de hemolisina, ureasa y la colicina.

- Resistencia a la acción bactericida del suero.

- Sistema de aerobactinas.

- Antígenos O, K y H.

- Resistencia bacteriana.

Respuesta del huésped. Entre estos se encuentran:

- pH urinario: el pH ácido impide el crecimiento bacteriano.

- Osmolaridad urinaria: entre 350 y 1 200 estimula el crecimiento de la bacteria.

- Vaciamiento vesical: el correcto vaciamiento impide orinas residuales que serían caldo de cultivos.

- Presencia de mucina: la vejiga produce la mucina que impide la adherencia bacteriana.

- Proteína de Tamm Horsfall: se fija a las fimbrias tipo I en la vejiga y se eliminan ambas por la orina.

- Secreción de inmunoglobulinas: estas tienen acción bactericida.

- Respuesta inflamatoria: se liberan interleucinas, factor de necrosis tumoral (FNT), interferón, polimorfos nucleares, macrófagos, sustancias vasoactivas y radicales libres de oxígeno.

- Respuesta inmune: celular o humoral.

Etiología.

Como parte de la etiología de esta entidad, se destaca que la mayoría de los patógenos urinarios forman parte de la microbiota intestinal normal y cuentan con factores de virulencia que le permiten colonizar el periné en la mujer y el prepucio en el hombre, para luego ascender a la vejiga y al riñón. (4)

En el período neonatal o en circunstancias concretas puede producirse infección por vía hematógena y en otras ocasiones puede haber infección por vía linfática. La literatura describe que los principales agentes uropatógenos de la ITU representan bacterias Gram negativas de origen intestinal. El microorganismo que se encuentra con mayor frecuencia es la *Escherichia coli* (86 a 90 %), el resto se distribuye mayormente entre *Klebsiella spp.*, *Proteus mirabilis*, *Enterobacter spp.*, *Enterococcus spp.*, y *Pseudomonas spp.*, estos últimos provienen generalmente de infecciones intrahospitalarias en pacientes inmunodeprimidos, asociadas a malformaciones congénitas de las vías urinarias e instrumentación urológica entre otros factores predisponentes. Otros microorganismos como levaduras, virus, protozoos y parásitos causan ITU con menos frecuencia. (25)

Factores predisponentes.

La presencia de factores anatómicos como: malformaciones, que causan estasis y obstrucción, también aumentan la predisposición a las infecciones, entre ellos se citan el reflujo vesicoureteral, la valva de uretra posterior y la sinequia vulvar, cuya prevalencia en pediatría, es de 1,8%, se presenta, en forma frecuente, entre los 3 meses y los 6 años de edad. La obstrucción al flujo urinario puede predisponer a goteo postmiccional, disuria e infección del tracto urinario (ITU). (26)

Estos factores a su vez, se clasifican en orgánicos y funcionales (vejiga neurogénica).

Factores predisponentes: (25)

- Mala técnica de aseo.
- Obstrucción de vías urinarias.
- Cálculos.
- Reflujo vesicoureteral.
- Anomalías congénitas de vejiga y uretra.
- Anomalías neurológicas de vejiga.
- Traumatismo renal.
- Embarazo.

Entre los factores predisponentes las técnicas de aseo se convierten en factores previsibles: al no realizar baños de inmersión en las niñas.

Cuadro clínico.

Las manifestaciones clínicas están influenciadas por la edad, el sexo, la presencia o ausencia de factores predisponentes, localización de la infección, intervalo de la última infección. (4)

Recién Nacido: En el recién nacido los síntomas son inespecíficos e indistinguibles de otros síntomas de infección de otra localización. Hipotermia, Fiebre, Cianosis, Sepsis generalizada, Rechazo al alimento, Convulsiones, Vómitos. (26)

Lactante y transicional: la clínica también es inespecífica, presentándose de diferentes formas: (4, 27)

-Distrofiante o caquectizante: peso estacionario como único síntoma.

-Síndrome febril agudo: fiebre sin foco, sin otro síntoma acompañante.

-Sepsis: con síndrome de respuesta inflamatoria sistémica.

-Bacteriuria asintomática: presencia de bacteria en muestra recogida sin presentar ningún síntoma.

-Toxico infecciosa: se circunscribe al absceso renal.

-Gastroentérica: presencia de cuadro digestivo dado por diarreas y vómitos, predominando los últimos.

-Pseudomeníngea: se caracteriza por fontanela abombada e irritabilidad que pude confundirse con un cuadro meníngeo.

-Sintomatología baja. Disuria, polaquiuria.

Niño Mayor: Entre los niños >2 años, la mayoría de los síntomas son referidos al sistema urinario y al abdomen, por lo que es más fácil realizar el diagnóstico de sospecha. Cuando estos síntomas están presentes, acompañados o no de fiebre, se recomienda la realización de un examen general de orina. Se observa la clínica característica de la infección urinaria según sea su localización anatómica.

En las infecciones urinarias de vías altas (Pielonefritis) aparece fiebre, escalofríos, disuria, lumbalgia, vómitos, dolor abdominal. Cuando la infección urinaria está localizada a nivel vesical (infección urinaria de vías bajas) la clínica consiste en disuria, polaquiuria, tenesmo vesical, dolor abdominal y con frecuencia la orina presenta un aspecto hematúrico siendo característica de esta forma clínica la ausencia de fiebre y de síntomas de afectación general. (25)

Diagnóstico.

Actualmente se acepta que toda ITU debe ser confirmada por un cultivo de orina que en términos microbiológicos serían establecidos por el número de unidades formadoras de colonia por mililitro de orina (ufc/mL). Los valores aceptados son un recuento de colonias superior a 100 000 ufc/mL si la muestra es tomada con bolsa recolectora o de chorro medio en un niño sintomático, superior a 10 000 ufc/mL si es obtenida por cateterismo vesical cualquier recuento si la muestra de orina es tomada por punción vesical. Debe valorarse en cada caso particularizado y adoptar así una sistemática de estudio también particularizada a cada caso pediátrico. Los tres aspectos básicos que debe considerar son: (28)

- Valorar la sintomatología clínica y la edad del paciente: clínica de ITU alta o baja y edad mayor o menor de 2-3 años.

- Valorar los métodos biológicos simples de topografía de ITU: proteína C reactiva, VSG, leucocitos, etc.

- Valorar las vías urinarias mediante la práctica de una ecografía realizada en fase aguda (al diagnóstico). Se debe realizar ecografía renal y de vías urinarias en todos los niños con primer episodio de ITU debido a que se pueden encontrar hasta 12% de anormalidades morfológicas. (29)

Según los resultados de estas valoraciones el pediatra podrá catalogar, con bastante aproximación, la infección urinaria en cada caso concreto, como ITU de bajo o alto riesgo de lesión renal:

- Infección urinaria de bajo riesgo: será aquella en la que la edad del niño sea superior a los 3 a 5 años y tenga una ecografía normal. La sintomatología clínica será de vías bajas (disuria, polaquiuria, etc.) y los signos biológicos de localización resultaran normales.

- Infección urinaria de alto riesgo: será aquella en la que la edad del niño es inferior a los 2-3 años, o bien independientemente de la edad la ecografía resulta anormal, o bien presenta clínica de ITU alta (fiebre, afectación del estado general, dolor lumbar, etc.) y/o los signos biológicos de localización resultan positivos.

Manejo del niño con ITU de bajo riesgo y elección del tratamiento antibiótico:

En las ITU de bajo riesgo se recomienda un tratamiento antibiótico por vía oral durante un período de tiempo de 7 días. Entre los antibióticos recomendados se citan la ampicilina-augmentín, Nitrofurantoína, ácido nalidíxico y el sulfametoxazol-trimetoprim. En niños >2 años: Las alternativas más utilizadas son:

-Trimetoprim- sulfametoxazol a dosis de 50 mg/Kg/ día en 2 dosis por 7a10 días.

-Ciprofloxacina a dosis de 15 mg/kg/día en 2 dosis, durante 7 a10 días.

-Cefalexina a dosis de 50 mg/Kg/ día en 3 dosis, durante 7 a10 días.

En todos los casos, se recogerá un nuevo cultivo tras 2 días de finalizar el tratamiento.

Otras alternativas antibióticas son:

-Cefuroxima-axetilo, 15-20 mg/kg/día en 2 dosis, durante 5 días (especialmente indicado en pacientes de riesgo como los urópatas, dada la alta sensibilidad de los gérmenes habituales, >90%).

-Cefixima 8 mg/kg/día en 2 dosis 5 días.

-Cefaclor 30 mg/kg/día en 3 dosis 5 días.

En todos los casos la eficacia del tratamiento debe ser verificada con un nuevo urocultivo a los tres días de iniciado el mismo y uno tres-cuatro días de finalizado. Si el resultado del urocultivo es negativo se podrá dar de alta al niño. Si el resultado de los urocultivos resulta positivo o si recidiva la infección, se procederá al manejo del niño considerándolo como afecto de ITU de alto riesgo.

Manejo del niño con ITU de alto riesgo y elección del tratamiento:

El tratamiento antibiótico se administrara lo más precozmente posible, por vía intravenosa, preferentemente en el medio hospitalario y durante un período de tiempo de 7-14 días. Se realizara un control de urocultivo a los tres y quince días de iniciado el tratamiento antibiótico y a las tres-seis semanas se procederá a la práctica de una CURM previo urocultivo negativo en casos de recurrencia. Entre los antibióticos de elección se citan los aminoglucósidos (Amikacina), cefalosporinas de tercera generación (Cefotaxima, Ceftriaxona), De forma que en la ITU de alto riesgo, hospitalizaremos al paciente e iniciaremos antibioterapia I.V. con Ceftriaxona 100 mg/kg/día en 2 dosis como tratamiento de primera línea.

Manejo posterior: una vez finalizado el tratamiento y comprobada su curación, deberá realizarse estudio (Us renal y DMSA y Cistografía sí procede) y seguimiento ambulatorio en los siguientes casos: (30,31)

a.- Infección de alto riesgo.

b.- Edad menor de 5 años

c.- Más de dos ITU, aunque hayan sido bajas.

d.- Casos sospechosos o confirmados de uropatías obstructivas

La profilaxis a largo plazo está indicada en los pacientes con riesgo de desarrollar cicatrices renales, como causa frecuente esta el reflujo vesicoureteral (RVU) y en las ITU recurrentes. En el reflujo se utilizan hasta que este desaparezca y en las recurrentes de 6 a 12 meses. No se deben utilizar antibióticos que hagan resistencia bacteriana en el intestino. Se emplean en una sola dosis:

• Nitrofurantoína: 1-2 mg/kg/día

•Cotrimoxazol: 10 mg/kg/día

•Acido Nalidíxico: 15-20 mg/k/día

•Cefalexina: 10 mg/kg/día

*Se utiliza la quimioprofilaxis a las 9 de la noche.

En el tratamiento de la infección urinaria existen controversias, debido al riesgo de enfrentarse a cepas resistentes, la demora de los resultados de laboratorio, y a la necesidad del paciente de recibir tratamiento rápidamente. A pesar de la amplia cobertura de antibióticos existentes para tratar la ITU, en ocasiones la sintomatología urinaria no desaparece por factores de riesgo o más aún por un fenómeno creciente y que preocupa a la comunidad médica nacional e internacional, denominado resistencia bacteriana.

Al cabo de más de medio siglo del descubrimiento de los antibióticos, las infecciones y las enfermedades infecciosas continúan siendo hoy la mayor causa de morbilidad y mortalidad. El tratamiento rápido con antimicrobianos puede suponer para el paciente infectado la diferencia entre la curación y la muerte o la discapacidad crónica. (10,32)

El uso innecesario de antimicrobianos tiene claros efectos indeseables para el paciente (erradicación de la flora normal, incremento y selección de cepas resistentes) y la comunidad (modificación de los patrones de sensibilidad microbiana y gasto sanitario), puede conllevar al aumento de la resistencia bacteriana. Según datos de la Organización Mundial de la Salud, las bacterias han demostrado una notable capacidad para desarrollar resistencia, y se han convertido en un importante problema en todo el mundo. (11,13, 33, 34)

En América Latina se registran los porcentajes más altos de resistencia antimicrobiana, comparados con algunas regiones de Estados Unidos y Europa, que reportan tasas de resistencia a carbapenémicos de 25%, excepto en Grecia, con 51%. Diversos estudios señalan que *Pseudomonas aeruginosa* representa el cuarto microorganismo multirresistente aislado de la unidad de terapia intensiva, seguido de *E. coli, S. aureus* y *Klebsiella pneumoniae.* La farmacorresistencia se produce cuando los microorganismos, sean bacterias, virus, hongos o parásitos, sufren cambios que hacen que los medicamentos utilizados para curar las infecciones causadas por ellos dejen de ser eficaces. Los microorganismos resistentes a la mayoría de los antimicrobianos se conocen como ultrarresistentes. (35, 36, 37, 38,39)

La alta resistencia ante los antimicrobianos descrita anteriormente probablemente esté relacionada con su uso frecuente, fácil adquisición, bajo costo y el tiempo que llevan circulando en la comunidad. Sin embargo, investigaciones recientes destacan cómo el ADN de una célula bacteriana en el ambiente puede transferirse de una célula a otra por alguno de los mecanismos de transferencia genética. Ello, unido a estudios de análisis filogenéticos realizados en la actualidad, han permitido comprender la evolución de los genes de resistencia y respaldan el posible impacto que puede tener también en el fenómeno, el uso de los antibióticos en la agricultura y el engorde animal, prácticas muy difundidas, fuertemente discutidas y que son la causa de múltiples contradicciones a escala internacional. Además, al ser E. coli parte de la flora del hombre, los tratamientos antimicrobianos para infecciones diferentes de las urinarias –como las respiratorias, cutáneas, intestinales y otras, donde son usados dichos antimicrobianos– conducen a la aparición de resistencia de este microorganismo.

¿Cómo ocurre y que mecanismos están involucrados en la resistencia microbiana?

La resistencia bacteriana puede ser natural o intrínseca y adquirida, y debe ser analizada desde varios puntos de vista (farmacocinética, farmacodinamia, poblacional, molecular y clínico). La resistencia natural o intrínseca es una propiedad específica de las bacterias, su aparición es anterior al uso de los antibióticos y tiene la característica de ser inherente a una especie en particular. La adquisición de material genético por las bacterias susceptibles a antimicrobianos puede presentarse por intercambio de material genético de otras bacterias o fagos (virus que utilizan bacterias para su desarrollo y reproducción), a través de mecanismos como: (40, 41)

1. Transformación: Transferencia o incorporación por una bacteria de ADN libre extracelular procedente de la lisis de otras bacterias.

2. Transducción: Transferencia de ADN cromosómico o plasmídico de una bacteria a otra mediante un bacteriófago (virus que infecta bacterias).

3. Transposición: Movimiento de una sección de ADN (transposon) que puede contener genes para la resistencia a diferentes antibióticos y otros genes casettes unidos en equipo para expresión de un promotor en particular.

4. Conjugación: Intercambio de material genético entre dos bacterias (donante y receptor), a través de una hebra sexual o contacto físico entre ambas.

El uso de agentes antimicrobianos también crea una presión selectiva para el surgimiento de cepas resistentes. (42)

Las definiciones de resistencia se clasifican según el número y clase de antibióticos afectados. La multirresistencia (*Multiple Drug Resistance*, MDR) se define como la ausencia de sensibilidad a, por lo menos, un fármaco en tres o más de las categorías de antibióticos; la resistencia extrema (*Extensively Drug-Resistant*, XDR) se refiere a la ausencia de sensibilidad a, por lo menos, un agente en todas las categorías de antimicrobianos, excepto en dos de ellas o menos, y la resistencia a todos los antimicrobianos se define como resistencia a todas las categorías antibióticas. (43)

Los mecanismos de resistencia dependen del tipo de bacteria que los desarrollen. Las bacterias gram positivas que producen con más frecuencias infecciones en humanos y que por consiguiente han logrado desarrollar mecanismos de resistencia son, en su mayoría: estafilococos, estreptococos (incluidos neumococos) y enterococos. Por otra parte, resaltan los mecanismos de resistencia de cepas de *Streptococcus pneumoniae*, y de los estreptococos betahemolítico y del grupo viridans. Entre los bacilos gramnegativos no fermentadores, las cepas de *Pseudomonas aeruginosa* siguen siendo la causa principal de bacteriemias, aunque también hay proliferación de infecciones por cepas de *Acinetobacter spp*. (44)

La aparición de microorganismos productores de b-lactamasas de espectro extendido (BLEE), capaces de inactivar potentes cefalosporinas, ha generado gran preocupación debido a las implicaciones clínicas y terapéuticas que tienen, debido a que son trasmitidas por plásmidos y por tanto pueden diseminarse a muchos microorganismos, la diseminación de la resistencia a las cefalosporinas de espectro extendido limita aún más el uso de los b-lactámicos y estimula el uso de antibióticos más costosos y mayor espectro; pero, además, estas cepas resistentes pueden no ser detectadas mediante los procedimientos microbiológicos de rutina y generar por tanto fallas terapéuticas frecuentes y, en ocasiones, fatales. Las ß-lactamasas de espectro extendido, son enzimas producidas por los bacilos Gram negativos, fundamentalmente enterobacterias frecuentes en Klebsiella pneumoniae y Escherichia coli, aunque también por microorganismos no fermentadores como Pseudomonas aeruginosa y otros. (45)

En la actualidad la resistencia microbiana existente, con gérmenes multirresistentes y ultrarresistentes, obliga al perfeccionamiento y un mejor control de las políticas antimicrobianas en cada institución de salud. Puede definirse la Política Antimicrobiana como: "Un conjunto de medidas que tienen el propósito primordial de adecuar el tratamiento antimicrobiano de forma eficaz a cada paciente, con un mínimo de complicaciones, evitar reacciones adversas, controlar la posibilidad del desarrollo y la diseminación de cepas de microorganismos resistentes y aminorar los costos hospitalarios en lo posible". Es el conjunto de normas que regulan la utilización de los antibióticos en un área o centro sanitario. Es un proceso continuado de enunciación de criterios para la selección adecuada de antimicrobianos. (42)

El Consenso Europeo en uso de antibióticos recomienda: "Controlar el consumo de agentes antimicrobianos, instituir una lista selectiva de antibióticos a utilizar en las guías terapéuticas del hospital y limitar la introducción de toda novedad antibiótica sin criterios ciertos sobre actividad, toxicidad, farmacocinética y costo". (46, 47)

Cuba, desde el año 1996, es miembro de la Alianza para el Uso Prudente de los Antibióticos (APUA); organización internacional compuesta por más de 60 capítulos nacionales de cinco continentes y con miembros individuales de más de 100 países. Esta organización surge como una respuesta profesional especializada, destinada a promover el adecuado empleo de los antimicrobianos, para conocer las problemáticas que van derivando del uso de estos compuestos en la sociedad y para difundir los principios de uso racional de ellos en las comunidades afectadas por enfermedades infecciosas.(48)

AINIA (España) está investigando la aplicación de bacteriófagos como sustitutivos de antibióticos. Los bacteriófagos, también llamados fagos, son virus que infectan a las bacterias y son capaces de matar a las bacterias responsables de diversas enfermedades, por lo que representan una alternativa posible para hacer frente al problema de la resistencia a los antibióticos. Además, a diferencia de los antibióticos, los fagos afectan solo a la bacteria diana sin dañar ninguna otra célula y no se han descrito efectos secundarios en su utilización. (19)

OBJETIVOS

General.

Determinar el comportamiento de la sensibilidad y resistencia antimicrobiana ante las drogas de primera elección en lactantes con infección urinaria, en el servicio de Pediatría del Hospital General "Comandante Pinares", durante el período comprendido desde mayo 2017 hasta mayo del 2019.

Específicos.

1-Distribuir a los pacientes diagnosticados con ITU según edad y sexo.

2-Identificar los gérmenes uropatógenos más frecuentes en los lactantes de nuestro medio en relación con el sexo.

3-Determinar la susceptibilidad de los microorganismos aislados ante Ceftriaxona y Amikacina.

4-Determinar la susceptibilidad de los microorganismos aislados ante fármacos de segunda línea.

5-Identificar las formas clínicas de presentación más frecuentes en los lactantes de nuestro medio.

6-Determinar los exámenes complementarios que más se alteraron en los pacientes estudiados.

DISEÑO METODOLÓGICO.

Tipo de estudio.

Se realizó un estudio analítico, longitudinal y prospectivo, en el servicio de Pediatría del Hospital General "Comandante Pinares", del municipio San Cristóbal, Artemisa, durante el período comprendido desde mayo 2017 hasta mayo del 2019.

Universo.

El universo de estudio estuvo constituido por 127 lactantes entre 29 días de nacido y 11 meses y 29 días de edad que ingresaron en el servicio de Pediatría del Hospital General "Comandante Pinares", del municipio San Cristóbal, Artemisa, con diagnóstico de infección del tracto urinario, los cuales fueron incluidos en su totalidad en la investigación pues cumplieron con los criterios exigidos.

Criterios de inclusión.

-Pacientes con edades comprendidas entre 29 días de nacidos y 11 meses y 29 días ingresados con diagnóstico presuntivo de ITU.

-Con urocultivos positivos: microorganismos aislados en muestras de orina tomadas por la técnica del chorro medio o micción espontánea cuyo conteo fue superior a 100 000 ufc/mL, o por técnica de cateterismo vesical con conteo superior a 10 000 ufc/mL, o por técnica de punción vesical con cualquier crecimiento bacteriano.

- Que los padres dieron el consentimiento de participar en la investigación.

Criterios de exclusión.

-Pacientes menores de 29 días de y mayores de11 meses y 29 días de edad.

-Urocultivos negativos o contaminados según los criterios antes mencionados.

-Aquellos cuyos padres no estuvieron de acuerdo con participar en el estudio.

OBTENCIÓN DE LA INFORMACION.

Fuentes de información.

La información necesaria se recogió a través de una hoja de registro para cada paciente (Anexo 2) con los datos obtenidos de la revisión de las historias clínicas individuales, el libro de registro de urocultivos positivos y resultados del antibiograma del laboratorio de Microbiología del Hospital "Comandante Pinares", que fueron actualizadas periódicamente, lo cual permitió la uniformidad en la información clínica. La información obtenida fue registrada en una base de datos de Microsoft Excel para su verificación inicial y comprobación de la veracidad de los mismos, evitar duplicaciones y errores, lo que se garantizó mediante la doble lectura de datos, por otros dos colaboradores de la investigación.

Técnica de procesamiento de la información.

La información obtenida fue registrada en una base de datos de Microsoft Access y se confeccionaron tablas de distribución de frecuencias y de contingencia donde se analizaron e interpretaron las variables cualitativas la frecuencia absoluta y relativa, además, técnica estadística chi cuadrado (X^2), para las variables cualitativas y la medias, desviación Standard y la prueba T Student para muestras independientes para las variables cuantitativas con un nivel de significación de $\alpha = 0,05$. La redacción del informe final, las tablas y gráficos se realizaron mediante el uso del editor de texto Word para Windows 10.

OPERACIONALIZACIÓN DE LAS VARIABLES.

A.Para dar salida al objetivo 1 se estudiaron las siguientes variables:

Variable	Tipo	Operacionalización		Indicador
		Escala	Descripción	
Grupos de edades	Cuantitativa Ordinal	29 días – 3 meses 4– 6 meses 7 – 9 meses 10– 11meses y 29 días	Se incluirá el último mes cumplido	Número y porciento
Sexo	Cualitativa Nominal Dicotómica	Femenino Masculino	Según sexo biológico de pertenencia	Número y porciento

B.Para dar salida al objetivo 2 se estudiaron las siguientes variables:

Variable	Tipo	Operacionalización		Indicador
		Escala	Descripción	
Gérmenes aislados	Cualitativa Nominal Politómica	*Escherichia coli.* *Klebsiella spp.* *Proteus spp.* *Enterobacter spp.* *Citrobacter freundii.* Otros.	Según datos recogidos en el libro de registro de urocultivos positivos. Bacilos gram negativos sin identificar especies.	Número y porciento

C.Para dar salida a los objetivos 3 y 4 se estudiaron las siguientes variables:

Variable	Tipo	Operacionalización		Indicador
		Escala	Descripción	
Susceptibilidad antimicrobiana	Cualitativa Nominal Dicotómica	Sensible Resistente	Según datos recogidos en resultados del antibiograma del laboratorio de Microbiología	Susceptibilidad antimicrobiana

D.Para dar salida al objetivo 5 se estudiaron las siguientes variables:

Variable	Tipo	Operacionalización		Indicador
		Escala	Descripción	
Formas Clínicas de presentación	Cualitativa Nominal Politómica	Típica Asintomática Febril Distrofiante Emetizante Diarreica Anemizante Ictérica Pseudomeníngea Toxico infecciosa	Según datos recogidos en la historia clínica, mediante la entrevista a los padres o tutores	Número y porciento

F.Para dar salida al objetivo 6 se estudiaron las siguientes variables:

Variable	Tipo	Operacionalización		Indicador
		Escala	Descripción	
Alteraciones en exámenes complementarios	Cualitativa Nominal Politómica	Anemia Leucocitosis Eritrosedimentación acelerada Leucocituria Alteraciones ultrasonográficas	Según datos recogidos en la historia clínica, mediante la entrevista a los padres o tutores	Número y porciento

CONSIDERACIONES BIOÉTICAS.

Partiendo de la aplicación de los principios de la bioética, se pusieron en práctica los principios de beneficencia y no maleficencia, pues la investigación no supuso riesgo y la información en momentos posteriores se podrá utilizar para revertir los aspectos negativos. Durante la recogida de la información no existieron privilegios, respetando el principio de la justicia, y teniendo en cuenta el cumplimiento de los principios estipulados en el Código de Nuremberg (1947) y la Declaración de Helsinki (2013), solicitamos el consentimiento informado explícito (Anexo 1) de los pacientes, luego de habérseles informado correctamente sobre qué, por qué y para qué hacemos el estudio.

ANÁLISIS Y DISCUSIÓN DE LOS RESULTADOS.

Tabla I: Lactantes con infección del tracto urinario. Distribución según edad y sexo. Hospital General Docente "Comandante Pinares." San Cristóbal. 2017- 2019.

Grupos de Edades	MASCULINO		FEMENINO		TOTAL	
	No.	%	No.	%	No.	%
1 – 3 meses	26	20.5	25	19.7	51	40.2
4– 6	14	11.0	30	23.6	44	34.6
7 – 9	9	7.1	14	11.0	23	18.1
10– 11meses y 29 días	2	1.6	7	5.5	9	7.1
TOTAL	51	40.2	76	59.8	127	100.0
Media y Ds	4,2 ± 2,7		5,1 ± 2,8			

t = 1,8012 p =0,0741

Fuente: Historias clínicas.

En la tabla I se observa que existió un predominio del sexo femenino con un 59.8 % sobre el sexo masculino con un 40.2 % en una proporción de 3:2, excepto en las edades comprendidas entre 1 y 3 meses de edad, donde predominó el sexo masculino con un total de 26 casos (20.5%) mientras que el femenino estuvo representado por 25 (19.7%), también en dicho grupo etario hubo una mayor incidencia de infección urinaria con un total de 51 casos para un 40.2 %.

Estos resultados coinciden con los encontrados en una amplia revisión de la literatura mundial y nacional. La mayor prevalencia en el sexo femenino supone el mayor riesgo que presentan las niñas de contraer ITU, debido a la cercanía de la zona perianal con el meato urinario, por la cortedad de la uretra y las malas técnicas de aseo. La mayor incidencia de la ITU en recién nacidos (1 a 4 %) y lactantes varones en los primeros 3 meses, obedece a la mayor prevalencia de anomalías obstructivas del tracto urinario inferior, en particular identificadas en este grupo de edad. (49-52)

En lo que se refiere a edad y sexo en una investigación madrileña de 2010 se plantea que en los primeros 3 meses es más frecuente la infección en el sexo masculino. Un estudio realizado en el Hospital de San José, en la ciudad de Bogotá, durante el período comprendido entre octubre de 2015 y julio de 2016 mostró una mayor prevalencia en niñas, siendo más frecuente en varones en los primeros 6 meses de vida, y luego predominando en mujeres, con una relación de 10 a 1. En el Hospital Universitario de la ciudad de Guayaquil, en el período de junio de 2014 a junio de 2015, en relación al sexo, hubo mayor presencia de infección de vías urinarias en las niñas. (3, 53, 54)

El Laboratorio de la Secretaria Nacional por los Derechos Humanos de las Personas con Discapacidad "Fernando de la Mora," de Paraguay, informa que de las muestras estudiadas 10/21 (48%) resultaron ser positivas en los varones y 11/21 (52%) para las niñas. Resultados distintos informa una publicación realizada por el Acta Pediátrica de México en enero 2018 donde en el primer año de vida fue más frecuente en niños (3.7%) que en niñas (2%). (55, 56)

Una investigación realizada a pacientes atendidos en el Hospital "General Milanés" con el diagnóstico presuntivo de sepsis urinaria, pertenecientes al área de Bayamo durante el año 1999 se comprobó una diferencia por meses de edad en ambos sexos, predominó la urosepsis en el varón hasta 4 meses y luego de los 5 meses - 1 año en las niñas (62% y 54,5%, respectivamente). Este resultado concuerda con un estudio del Hospital Pediátrico de Guantánamo en 2007. (1)

En el laboratorio de microbiología del Hospital Pediátrico "Juan Manuel Márquez" en el período comprendido entre 1 de enero y 31 de diciembre de 2010 de 579 muestras de urocultivos positivos, 420 (72,5 %) eran del sexo femenino y 159 (27,5 %) del masculino. Estudio realizado en el municipio Banes, Holguín, desde noviembre del 2012 a octubre del 2013, evidencia predominio del sexo femenino (90 %). (21, 57)

Similares resultados se obtuvieron en el Laboratorio Provincial de Microbiología de Mayabeque, del municipio San José de las Lajas, en el período comprendido entre mayo y diciembre del 2012, donde el 74,41 % de todos los urocultivos positivos fueron en el sexo femenino, existiendo una relación de 3:1, o sea que por cada 4 hembras con urocultivos positivos existió un varón con el urocultivo positivo. (58)

En otro estudio desarrollado en el Hospital Pediátrico Docente "Pedro Agustín Pérez" de Guantánamo desde enero a diciembre de 2013, de 384 pacientes estudiados más de las dos terceras partes fueron del primer grupo (mayores de 29 días de nacido a 6 meses) con 267 lactantes para 69.5 % y solo 117 se encontraron en el grupo de edad de 6 meses y 1 día a 11 meses y 29 días para un 30.5 %. En ambos grupos fue mayoritario el sexo femenino, 192 casos para 50 % en el primer grupo de edad y 83 para 21.6 % en el segundo grupo. (59)

Tabla II: Gérmenes aislados en urocultivos. Distribución de los uropatógenos identificados según sexo. Hospital General Docente "Comandante Pinares." San Cristóbal. 2017- 2019.

Gérmenes	Masculino		Femenino		Total	
	No.	%	No.	%	No.	%
Escherichia coli.	21	16.5	39	30.7	60	47.2
Klebsiella spp.	3	2.4	5	3.9	8	6.3
Proteus spp.	10	7.9	7	5.5	17	13.4
Enterobacter spp.	8	6.3	10	7.9	18	14.2
Citrobacter freundii	3	2.4	6	4.7	9	7.1
Otros	6	4.7	9	7.1	15	11.8
Total	51	40.2	76	59.8	127	100.0

X^2 =3,4646 p = 0,6287

Fuente: Libro de registro de urocultivos. Laboratorio de Microbiología. Hospital General Docente "Comandante Pinares."

En la tabla II se observa que, como en la mayoría de las investigaciones respecto a ITU, en nuestro estudio *Escherichia coli* es reconocido como el microorganismo que con mayor frecuencia constituyó la causa de la infección urinaria, con un porcentaje de aislamiento de 47.2%, predominando en ambos sexos, seguido de *Enterobacter spp.* (14.2%) y *Proteus spp.* (13.4%.), a los cuales triplicó en presentación; estos resultados son similares a los publicados por autores nacionales e internacionales de estudios sobre la prevalencia de microorganismos bacterianos en urocultivos realizados en niños. En general, los gérmenes aislados predominaron en el sexo femenino, con excepción del género *Proteus*, que se aisló en 10 pacientes masculinos y en 7 femeninos, este es el segundo bacilo gramnegativo móvil de la flora fecal, hallado en 30 % de las ITU del varón y, con mucha frecuencia, colonizando el prepucio. Este resultado era de esperar teniendo en cuenta que, internacionalmente, *E. coli* es el uropatógeno por excelencia tanto en infecciones comunitarias como nosocomiales. (4, 26)

Esto se explica a partir de dos teorías surgidas y desarrolladas en la década de los 60: la de "Prevalencia" y la de "Especial Patogenicidad". La primera plantea que el microorganismo que abunde con mayor frecuencia en la microbiota intestinal será el principal causante de infección urinaria, y la segunda sostiene la hipótesis de que solo un selecto grupo de cepas con factores de virulencia produce infección. En el caso de E. coli, este es el principal agente encontrado en la microbiota intestinal, y se ha demostrado que presenta diversos factores de virulencia como son las, adhesinas, el antígenos K1 y a-hemolisina entre otros. Cuando se revisa la literatura médica con relación al tema, autores como Goldraich NP y cols. y Ronald A., en el año 2002, han señalado la amplia etiología bacteriana de la ITU en niños.

En una investigación realizada en el laboratorio de microbiología perteneciente al Centro Municipal de Higiene y Epidemiología, de Güines, en el período de 2003 a 2004, mostró que más del 95 % de la ITU "no complicadas" fueron causadas por bacilos gramnegativos y entre ellos las enterobacterias, de las cuales *Escherichia coli* fue el más frecuente. En el estudio del laboratorio de Microbiología del Hospital Universitario Provincial Amalia Simoni de la ciudad de Camagüey, entre enero de 2008 hasta diciembre de 2014, prevalecieron las bacterias gramnegativas (92,47 %), encabezadas por *Escherichia coli*, seguida de *Citrobacter freundii* y *Pantoea agglomerans*, a las que cuadruplicó en presentación. (60,61)

También en el Hospital Pediátrico "Juan Manuel Márquez" en el período comprendido entre 1 de enero y 31 de diciembre de 2010, *E. coli* fue el microorganismo predominante en los registros de urocultivos en ambos sexos. Los otros microorganismos encontrados con mayor frecuencia fueron *Klebsiella spp.*, *Proteus spp.* y *Serratia spp.*, esta última es una bacteria con importancia creciente según la bibliografía internacional, que causa infección urinaria de origen nosocomial en niños con instrumentación de vías urinarias, estos porcentajes de aislamiento se asemejan a los reportados en otras investigaciones nacionales. (1, 21, 49, 59, 62, 63)

Nuestros resultados se asemejan a una investigación llevada a cabo en el Hospital Universitario Central de Asturias (Oviedo, Asturias) en el período comprendido entre enero de 2009 y diciembre de 2013 en población pediátrica menor de 14 años, informa que el 81,4% de los aislamientos correspondió a tres gérmenes: *Escherichia coli*, *Enteroccocus* ssp. Y *Proteus mirabilis*, siendo el primero de ellos el microorganismo más frecuentemente aislado (58,9% del total de urocultivos positivos). *Enterococcus* ssp. y *P. mirabilis* siguieron en frecuencia a *E. coli*, con un 11,6% y 10,9%, respectivamente, de los aislamientos totales. Otros microorganismos menos frecuentemente aislados fueron *Kle-bsiella pneumoniae*, *Pseudomonas aeruginosa* y *Klebsiella oxytoca* en un 3,4%, 2,6% y

1,3% de los casos, respectivamente, datos similares a los publicados en otros estudios. (64, 65, 66, 67)

En el Hospital Universitario de la ciudad de Guayaquil, en el período de junio de 2014 a junio de 2015 los cultivos dieron positivo a 3 principales agentes causales, encabezando la lista la *E. coli* con 24 casos lo que equivale a un 86 %, *Proteus Mirabilis* con 3 casos cuyo equivalente es del 11 % y *Klebsiella* 3 % con 1 caso. El Laboratorio de la Secretaria Nacional por los Derechos Humanos de las Personas con Discapacidad "Fernando de la Mora", de Paraguay, informa que el germen aislado con mayor frecuencia en su estudio fue *E. Coli*, 11/21 (52%) lo que se correlaciona con otros trabajos realizados por López Genaro *et al*. (54, 55, 68)

Tabla III: Susceptibilidad antimicrobiana. Distribución de los fármacos analizados según patrones de sensibilidad y resistencia. Hospital General Docente "Comandante Pinares." San Cristóbal. 2017- 2019.

Antibiótico	Sensibilidad		Resistencia		Total n=127	
	No.	%	No.	%	No.	%
Ceftriaxone	19	15.0	108	85.0	127	100.0
Amikacina	92	72.4	35	27.6	127	100.0
Cefotaxima	32	25.2	95	74.8	127	100.0
Ciprofloxacina	69	54.3	58	45.7	127	100.0
Cotrimoxazol	67	52.8	60	47.2	127	100.0
Ácido nalidíxico	65	51.2	62	48.8	127	100.0
Nitrofurantoína	100	78.7	27	21.3	127	100.0
Cefalexina	52	40.9	75	59.1	127	100.0
Amoxicilina	17	13.4	110	86.6	127	100.0

Fuente: Libro de registro de urocultivos. Laboratorio de Microbiología. Hospital General Docente "Comandante Pinares."

La infección del tracto urinario es frecuente en pediatría y una vez hecho el diagnóstico se debe iniciar un tratamiento empírico, para que éste sea reevaluado cuando se obtenga el resultado del cultivo y antibiograma o, en su ausencia, de acuerdo a la respuesta clínica. Sin embargo es conveniente, cada cierto tiempo, estar evaluando la sensibilidad de las bacterias que producen esta enfermedad, pues es bien conocida su capacidad para desarrollar resistencia a los antibióticos usados, de ahí la importancia del presente estudio.

Recientemente, se identificó un nuevo plásmido, presente en *E. coli*, el metallo-b-lactamases de Nueva Delhi (NDM-1), las cepas de *E. coli* productoras de estas enzimas son resistentes a muchos grupos de antibióticos, entre ellos fluoroquinolonas, aminoglucósidos, b-lactámicos e incluso carbapenémicos. (10)

La tabla III analiza los niveles de sensibilidad y resistencia identificados en los uropatógenos aislados en nuestro estudio, con respecto a los antimicrobianos más usados en el tratamiento de las infecciones urinarias, especial atención prestamos a las Cefalosporinas de 3ra generación (Ceftriaxone, principalmente) y Aminoglucósidos (Amikacina), fármacos de 1ra elección protocolizados en el tratamiento de la ITU de alto riesgo, grupo donde se incluyen los pacientes seleccionados para esta investigación.

Observamos que los mayores niveles de resistencia los presentaron la Amoxicilina con 86.6%, seguido de las Cefalosporinas de 3ra generación, Ceftriaxone y Cefotaxima con 85.0% y 74.8% respectivamente. La resistencia a estas cefalosporinas puede deberse a la presencia de betalactamasas de espectro extendido (BLEE). Este hecho, conlleva a la necesidad de incluir en los estudios de susceptibilidad antimicrobiana que se realizan en los hospitales, métodos fenotípicos que permitan detectar su presencia. Estudios similares revisados demuestran que la incidencia de las betalactamasas de espectro extendido está en aumento y que infecciones producidas por microorganismos productores (BLEE) son resistentes a todas las penicilinas, y también a cefalosporinas de tercera y cuarta generación, lo que limita las opciones terapéuticas. (1)

La Amikacina, por su parte, mostró un bajo nivel de resistencia con 27.6%. Pensamos que este resultado se debe al poco uso de este medicamento, pues a pesar de constituye fármaco de 1ra línea de tratamiento, su uso es controversial y limitado por las conocidas propiedades nefrotóxicas y ototóxicas que posee. El mecanismo más importante de resistencia a los aminoglucósidos sigue siendo la inactivación enzimática. (22)

El más alto nivel de sensibilidad lo mostró la Nitrofurantoína, con un 78.7 %. Consideramos que esto se deba a la poca indicación de este medicamento, debido a las frecuentes reacciones adversas gastrointestinales que provoca, y a que en los protocolos de actuación de tratamiento de las ITU siempre se comienza con medicamentos parenterales. Además, este medicamento es recomendable para la terapia oral ambulatoria en infecciones bajas, aunque no en altas por su baja concentración en el plasma y tejido renal.

Patrones de sensiblidad media mostraron los antibióticos: Ciprofloxacina (54.3%), Cotrimoxazol (52.8%), Ácido nalidíxico (51.2%) y Cefalexina (40.9%). En los últimos años varias investigaciones muestran disminución de la sensibilidad de la *E. coli* a la ciprofloxacina, se plantea que la resistencia pueda deberse a mutaciones cromosómicas y a genes plasmídicos que codifican enzimas modificadoras de las quinolonas, no son de uso frecuente en niños pero es muy utilizada para la terapia empírica de infecciones del tracto urinario en el adulto y en la práctica los pacientes mejoran. Este comportamiento de resistencia se convierte en un problema de salud de difícil manejo, al no contar con otros antibióticos de uso comunitario que permitan prescripción de forma empírica como habitualmente se aplica, lo que atribuimos al uso frecuente de estos fármacos sin control periódico de patrones de sensibilidad y resistencia que permitan rotación con protocolos en cada región.

Muchos son los estudios que, en lo referente al tema, se han desarrollado en Cuba y el mundo, en la mayoría de ellos encontramos similitudes con nuestros resultados, otros discrepan, sobre todo en relación con la Ceftriaxona, pues nos hemos dado cuenta que los estudios más antiguos muestran muy bajos niveles de resistencia, mientras que los más recientes, incluyendo el nuestro, describen altos patrones, de lo cual podemos deducir que ha habido un incremento progresivo de la resistencia bacteriana a dicho fármaco, lo que ha estado favorecido por el uso y abuso del mismo.

En los países industrializados, se ha encontrado que un 53 por ciento de los casos de ITU pediátricas son resistentes a la Amoxicilina, uno de los antibióticos de atención primaria recetados con mayor frecuencia. Casi una cuarta parte de los pacientes jóvenes de los países industrializados eran resistentes al antibiótico Cotrimoxazol. Entre los niños de los países en desarrollo, la resistencia fue incluso más alta. Casi el 80 % de los casos de ITU pediátricas en los países más pobres eran resistentes a la Amoxicilina. Más de una cuarta parte eran resistentes al Ciprofloxacina (Cipro), y el 17 % a la Nitrofurantoína (Macrobid). (22)

En el laboratorio de microbiología perteneciente al Centro Municipal de Higiene y Epidemiología, de Güines, en el período de 2003 a 2004, las cepas presentaron niveles de sensibilidad superiores al 90 % para Amikacina y entre 85 % y 90 % para Ceftriaxone. Similares resultados muestran estudios realizados en laboratorios de microbiología de la Habana. (1, 52, 61, 69)

En el Laboratorio de Microbiología Provincial de Mayabeque, del municipio San José de las Lajas, en el período comprendido entre mayo y diciembre del 2012, en cuanto a la susceptibilidad antimicrobiana, se observó que de las 86 cepas de *Escherichia coli* frente a los 12 medicamentos antimicrobianos, se presentaron niveles de sensibilidad alto para el antiséptico urinario Nitrofurantoína, con el 90,6 %, la Ceftriaxona presentó una sensibilidad por debajo del 50 %. Sin embargo, el Sulfaprim, el Ácido nalidíxico y la Ampicilina fueron los medicamentos que mostraron más baja sensibilidad a las cepas de la *Escherichia coli*, resultados que coinciden con estudios realizados en Holguín y Las Tunas. (8,21, 58)

Resultados similares han sido encontrados en investigaciones realizadas en niños por Schito GC. y cols., 2003 en Italia, por Graninger W. y cols., en 2003 en Austria, Anderson GG y cols., en 2004, y por Talan DA y cols., en 2004 en los Estados Unidos. Sin embargo, los resultados de estas investigaciones discrepan con los de un proyecto de vigilancia de la susceptibilidad antimicrobiana en cepas de *Escherichia coli* realizado en Europa (Pan-European ECOSENS), que encontró bajos niveles de resistencia a la ampicilina y trimetoprim–sulfametoxazol. (60)

De acuerdo con la Revista Especial de Quimioterapia 2015, en un estudio realizado desde el 1 de enero de 2011 al 31 de diciembre de 2013 se estudiaron las cepas de *Escherichia coli* aisladas de urocultivos de pacientes procedentes de atención primaria del sector de Barbastro, de forma global, hubo un aumento de la resistencia de los aislamientos de *Escherichia coli* a todos los antimicrobianos estudiados. Aún así, la resistencia se mantuvo por debajo del 4% frente a Nitrofurantoína y por debajo del 10% en cefalosporinas de segunda y tercera generación. Los máximos niveles de resistencia (superior al 30%) se encontraron en los antibióticos administrados vía oral y frecuentemente indicados en infecciones urinarias no complicadas: trimetoprim sulfametoxazol, ciprofloxacina y ampicilina, coincidiendo con otros estudios internacionales. (65, 67, 70, 71, 72)

La investigación llevada a cabo por el Laboratorio de la Secretaria Nacional por los Derechos Humanos de las Personas con Discapacidad “Fernando de la Mora”, en Paraguay, con respecto a los patrones de resistencia para *E. Coli*, evidenció que todas las cepas fueron resistentes a ampicilina 11/11 (100%), sin embargo, para Nitrofurantoína la sensibilidad fue de 100% y ante la Ciprofloxacina de 73%. (55)

Tabla IV: Lactantes con infección del tracto urinario. Distribución según formas clínicas de presentación. Hospital General Docente "Comandante Pinares." San Cristóbal. 2017-2019.

Formas Clínicas de presentación	No.	%
Típica	27	21.3
Asintomática	3	2.4
Febril	28	22.0
Distrofiante	36	28.3
Emetizante	8	6.3
Diarreica	20	15.7
Anemizante	1	0.8
Ictérica	2	1.6
Pseudomeníngea	2	1.6
Toxico infecciosa	-	-
Total	127	100.0

Fuente: Historias clínicas.

La tabla IV analiza las formas clínicas de presentación de las infecciones urinarias en los niños estudiados, donde corroboramos la forma distrofiante como la de mayor frecuencia con un total de 36 casos, para un 28.3%, seguido de la febril y la forma típica, con 22.0% y 21.3% respectivamente. La literatura referente a las infecciones de tracto urinario describe que los síntomas más identificados al ingreso son: fiebre, diarreas, pujos, llanto al orinar, ganancia insuficiente de peso, rechazo al alimento, irritabilidad, vómitos e ictericia, ello explica que el lactante tiene formas atípicas, por lo cual hay que hacer un diagnóstico precoz para evitar futuras complicaciones. (26)

Al analizar las formas clínicas de presentación en pacientes con el diagnóstico presuntivo de sepsis urinaria, en el Hospital "General Milanés," de Bayamo, durante el año 1999 se observó la febril aguda con 38,7% como más frecuente, a continuación se presentó la gastroentérica con 37,1%. Resultados similares se obtuvieron en el Hospital Pediátrico Docente "Pedro Agustín Pérez" de Guantánamo desde enero a diciembre de 2013, donde el principal motivo de ingreso fue la fiebre con 222 casos para 58 %, seguida de diarrea con 112 casos para 29.4 %, luego síntomas urinarios bajos, como pujos y síntomas disúricos con 34 para 8.8 % y ganancia insuficiente de peso o peso estacionario con 8.8 % también. (57)

Sin embargo en el Policlínico Comunitario Área Sur de Sancti Spíritus en el período comprendido de Enero de 2003 a Junio del 2004, las formas de presentación más frecuentes fueron orinas que manchan el pañal, fiebre y curva de peso estacionaria. Según Nelson, el síntoma más frecuente es la fiebre, que también fue el más identificado en Colombia, Chile y Barcelona. (49, 50, 73, 74, 75)

Tabla V: Lactantes con infección del tracto urinario. Distribución según alteraciones en exámenes complementarios. Hospital General Docente "Comandante Pinares." San Cristóbal. 2017- 2019.

Alteración Identificada	No.	%
Anemia	34	26.8
Leucocitosis	52	40.9
Eritrosedimentación Acelerada	28	22.0
Leucocituria	44	34.6
Alteraciones ultrasonográficas	17	13.4

Fuente: Historias clínicas.

La tabla V describe las principales alteraciones identificadas en los exámenes complementarios realizados a los pacientes estudiados. Se analizaron las cifras de leucocitos y se observó un predominio de pacientes con leucocitosis: 52 (40.9%), lo cual está dado en que la respuesta inflamatoria es activada por el contacto físico-químico entre la superficie del germen invasor y las células de la pared vesical y dan lugar a la liberación de mediadores quimiotácticos que también pueden ser liberados por la bacteria y producir la afluencia de los polimorfonucleares que originarán la respuesta inflamatoria local y los síntomas. Este no es un estudio que define la infección urinaria, pero puede afirmarse que esta alteración unida a un cuadro clínico sugerente y las variaciones en los exámenes complementarios sustentan aún más el diagnóstico de infección urinaria, lo que concuerda con las bibliografías revisadas. (57, 61)

Del total de los pacientes de la serie, 34 (26.8%) tenían anemia, lo cual puede explicarse, en primer lugar, por la anemia fisiológica que existe en niños menores de 1 año, que se agrava porque muchos de los microorganismos que producen infección urinaria como la *Escherichia coli* y los *Proteus* son productores de hemolisinas; asimismo, la producción de aerobactinas por estas bacterias, les posibilita captar el hierro necesario para su metabolismo y multiplicación, lo que disminuye el hierro disponible para la producción de hemoglobina. Estos resultados coinciden con lo planteado por otros autores. (57, 61)

En cuanto a los valores de Eritrosedimentación, estuvo acelerada en 28 (22.0%) de los casos en estudio. Lo anterior se corresponde con los hallazgos de otros autores, quienes plantean que existe Eritrosedimentación acelerada cuando se está en presencia de una pielonefritis y, consecuentemente, hay más posibilidades de que la ITU aparezca en esta forma mientras menor es la edad del afectado. Aunque no ofrece un diagnóstico definitivo de la afección, tiene un alto porcentaje de positividad, de modo que resulta un medio de confirmación ante la sospecha clínica de la enfermedad y no debe dejar de efectuarse en ninguno de los afectados.

En esta investigación, 44 (34.6%) de los pacientes estudiados, presentó leucocituria. La intensidad de la afectación de la cifra de leucocitos en orina no es tan importante como su presencia en cantidades considerables, que resulta de gran valor para establecer un grado razonable de sospecha inmediata ante una infección urinaria. Estos datos concuerdan con los revisados en la literatura internacional. (57, 61)

Al revisar los ultrasonidos abdominales y renales realizados a estos pacientes, pudimos identificar alteraciones anatómicas en 17 de ellos, lo que representó el 13.4% de la muestra en estudio, las cuales fueron prominencia de las pirámides y dilatación del sistema excretor, fundamentalmente del riñón derecho.

En la investigación llevada a cabo en Hospital Infantil Sur de Santiago de Cuba desde enero hasta diciembre del 2010, se observó que la mayoría de los pacientes tenía anemia, con una menor afectación de este parámetro a medida que se incrementaba la edad. Respecto a los valores de leucocitos en sangre, pudo apreciarse que 37 pacientes tuvieron leucocitosis, lo cual representó 57,8 % del total, en tanto 27 afectados presentaron cifras normales, para 42,2 %. Al relacionar los valores de Eritrosedimentación, se obtuvo que de los pacientes a los que se les realizó este complementario, solo 9 presentaron resultados normales. Las cifras de leucocitos en orina estuvieron alteradas en los 64 pacientes, con una intensidad variable: leucocituria ligera en 51 afectados (79,6 %), moderada en 8 afectados (12,5 %) y grave en 5 integrantes de la casuística (7,9 %). (61)

En el Hospital Pediátrico Docente “Pedro Agustín Pérez” de Guantánamo, se desarrolló un estudio de enero-diciembre 2013, donde se constató que la cituria fue patológica en 283 niños con 73.6% del total; en los reactantes de la fase aguda la leucocitosis estuvo presente en 203 pacientes para un 52.9 %, y la Eritrosedimentación acelerada en 124 pacientes para 32.3 %. Cerca de la mitad de los pacientes estudiados presentaron anemia, 158 (41.1 %). El ultrasonido renal realizado en la fase aguda de la enfermedad fue positivo en 125 de los 384 pacientes, lo que representó un 32.5 %. (57)

CONCLUSIONES

Se determinó el comportamiento de la sensibilidad y resistencia antimicrobiana ante las drogas de primera elección en lactantes en el servicio de Pediatría del Hospital General "Comandante Pinares" donde se observó en la infección urinaria un predominio del sexo femenino sobre el masculino en una proporción de 3:2, excepto en las edades comprendidas entre 1 y 3 meses de edad, donde predominó el sexo masculino, siendo también dicho grupo etario donde hubo una mayor incidencia. *Escherichia coli* fue reconocido como el microorganismo que con mayor frecuencia constituyó la causa de la infección urinaria, predominando en ambos sexos, seguido de *Enterobacter spp.* y *Proteus spp.* Las Cefalosporinas de 3ra generación presentaron altos niveles de resistencia mientras que la Amikacina, por su parte, mostró un bajo nivel, la mayor sensibilidad la mostró la Nitrofurantoína. Las formas clínicas de presentación más frecuentes fueron la forma distrofiante, seguido de la febril y la forma típica. Se observó un predominio de pacientes con leucocitosis y leucocituria.

RECOMENDACIONES

La terapéutica antimicrobiana debe ser valorada de forma cuidadosa antes de ser instaurada, hay que tener en cuenta la relación riesgo-beneficio en cada caso para evitar o disminuir la resistencia bacteriana.

Deben existir protocolos bien establecidos en cada unidad, basados en el mapa microbiológico bien documentado, para la correcta utilización de los antimicrobianos, lo cual permitirá contribuir a la disminución y control de la resistencia bacteriana.

REFERENCIAS BIBLIOGRÁFICAS.

1- Puñales Medel I., Monzote López A., Torres Amaro G., Hernández Robledo E. Etiología bacteriana de la infección urinaria en niños. Rev Cubana Med Gen Integr [Internet]. 2012 Dic [citado 2017 Feb 03] 28(4): 620-629. Disponible en: http://scielo.sld.cu/scielo.php?script=sci_arttext&pid=S0864-21252012000400006&lng=es.

2- González-Rodríguez JD, Rodríguez-Fernández LM. Infección de vías urinarias en la infancia. Protoc diagn ter pediatr. 2014; 1:91-108.

3- Cruz JR De la. Infección del riñón y de las vías urinarias. En: Gordillo PG, Exeni AR, De la Cruz JR. Nefrología Pediátrica.2ed.Madrid: Elsevier; 2010.p. 329-56.

4- Khan AU, Musharraf A: Plasmid-mediated multiple antibiotic resistance in Proteus mirabilis isolated from patients with urinary tract infection. Med Sci Monit. 2014 Nov; 10(11): 598-602.

5- Valdevenito PS. Infección urinaria recurrente en la mujer. Rev CM Infect 2008; 25 (4): 268-276.

6- Bello-Fernández ZL, Cozme-Rojas Y, Morales-Parada IC, Pacheco-Pérez Y, Rua-Del-Toro M. Resistencia antimicrobiana en pacientes de edad pediátrica con infección del tracto urinario. Revista Electrónica Dr. Zoilo E. Marinello Vidaurreta [revista en Internet]. 2018 [citado 2019 Abr 11]; 43(2): [aprox. 0 p.]. Disponible en: http://revzoilomarinello.sld.cu/index.php/zmv/article/view/1271

7- Alós JI. Resistencia bacteriana a los antibióticos: una crisis global. Enferm Infecc Microbiol Clín [Internet]. dic. 2015 [citado 24 Ene 2016]; 33(10):692-699. Disponible en: http://www.sciencedirect.com/science/article/pii/S0213005X14003413

8- Espino Hernández M. La resistencia a los antimicrobianos: un problema mundial. Panorama. Cuba y Salud [Internet]. 2014 [citado 2019 Abr 11]; 6(1): [aprox. 1 p.]. Disponible en: http://www.revpanorama.sld.cu/index.php/panorama/article/view/70

9- Rodríguez Rondón Y, Pantoja Prosper C, Beatón Matamoros O, Zúñiga Moro A, Rodríguez Sánchez VZ.

Prescripción de antimicrobianos y su relación con la resistencia bacteriana en un hospital general municipal. MEDISAN [revista en Internet]. 2017 [citado 2019 Abr 11]; 21(5): [aprox. 0 p.]. Disponible en: http://medisan.sld.cu/index.php/san/article/view/1198

10- Goodman and Gilman. Bases Farmacológicas de la terapéutica. En: Mandell GL, Petri WA, compiladoras. Fármacos antimicrobianos: Penicilinas, Cefalosporinas y otros antibióticos β-lactámicos. 12ed. Madrid: McGraw Hill Interamericana; 2014.

11- Pino Muñoz M, Ojeda Pino B, Martínez Martínez M, Brougthon Ferriol J, González Ramírez G, Pina Rodríguez A. Comportamiento de la resistencia antimicrobiana en servicio cerrado de neonatología. MediCiego [Internet]. 2018 [citado 2019 Abr 11]; 19(1): [aprox. 0 p.]. Disponible en: http://www.revmediciego.sld.cu/index.php/mediciego/article/view/200ç

12- Cruz Cruz EM. Antibióticos vs. resistencia bacteriana. Revista Electrónica Dr. Zoilo E. Marinello Vidaurreta [revista en Internet]. 2015 [citado 2019 Abr 11]; 40(2): [aprox. 0 p.]. Disponible en: http://revzoilomarinello.sld.cu/index.php/zmv/article/view/95

13- Farmacorresistencia. Uso de los antimicrobianos [Internet]. Ginebra: OMS; 2016 [citado 29 Abr 2016]. Disponible en: http://www.who.int/drugresistance/use/es/

14- Serra Valdés MÁ. Resistencia microbiana. Un problema de salud a nivel mundial. Revista Habanera de Ciencias Médicas [revista en Internet]. 2017 [citado]; 16(3): [310-311]. Disponible en: http://www.revhabanera.sld.cu/index.php/rhab/article/view/

15- https://boletinaldia.sld.cu/aldia/2017/02/28/publica-la-oms-lista-de-las-bacterias-para-las-que-se-necesitan-urgentemente-nuevos-antibioticos/

16- Rodrigo Gonzalo de Liria C, Méndez Hernández M, Azuara Robles M. Infección urinaria. En: Protocolos diagnóstico-terapéuticos de la AEP: Infectología pediátrica. [Monografía en Internet]. Barcelona: Editorial ERGON; 2011[citado 6/2/2015]. Disponible en: https://www.aeped.es/sites/default/files/documentos/itu.pdf

17- Elías-Montes Y, Tamayo-Cordoví A, Ceballos-Yañez Y, Camejo-Serrano Y, Oduardo-Villa M. Factores de riesgo de infección del tracto urinario en lactantes. Hospital Pediátrico General

Milanés. 2016. MULTIMED [revista en Internet]. 2019 [citado 2019 Abr 9]; 23(2): [aprox. 13 p.]. Disponible en: http://www.revmultimed.sld.cu/index.php/mtm/article/view/1160

18- Mathijssen, A. J., Guzmán-Lastra, F., Kaiser, A., & Löwen, H. (2018). Nutrient Transport Driven by Microbial Active Carpets. Physical Review Letters, 121(24), 248101.https://boletinaldia.sld.cu/aldia/2018/12/26/fisicos-descubren-mecanismo-que-usan-las-bacterias-para-ser-resistentes/

19- https://boletinaldia.sld.cu/aldia/2017/03/30/investigan-la-aplicacion-de-bacteriofagos-como-alternativa-a-los-antibioticos/

20- https://boletinaldia.sld.cu/aldia/2018/02/22/la-resistencia-a-los-antibioticos-sera-la-primera-causa-de-muerte-en-2050/

21- Marrero Escalona JL., Leyva Toppes M., Castellanos Heredia JE. Infección del tracto urinario y resistencia antimicrobiana en la comunidad. Rev Cubana Med Gen Integr. 2015 vol.31 (1)

22- https://boletinaldia.sld.cu/aldia/2016/03/24/la-resistencia-a-los-antibioticos-es-comun-en-las-infecciones-urinarias-de-los-ninos/

23- Ocen DG., Corridor JM. Infección de vías urinarias en el paciente pediátrico Hospital Bosa II nivel año 2014. Universidad de ciencias aplicadas y ambientales. Facultad de ciencias de la Salud/Programa de medicina. Bogotá D.C. noviembre. 2015

24- Pinzón-Fernández MV, Zúñiga-Cerón LF, Saavedra-Torres JS. Infección del tracto urinario en niños, una de las enfermedades infecciosas más prevalentes. Rev. Fac. Med. 2018; 66(3):393-8.

25- Valdés Martin S. Infección Urinaria. En: Valdés Martin S, Gómez Vasallo A; Abreu Suarez G, Dávila A; Álvarez Arias CZ. Temas de Pediatría. 1 ed. Ciudad de la Habana: Ciencias Médicas 2016; p: 281-4.

26- Rubinstein A, Rahman G, Risso P. Fusión de labios menores vulvares. Experiencia en un hospital pediátrico. Arch Argent Pediatr 2018; 116(1):65-68.

27- Díaz M; Younen AA; Martínez H.Evaluación del recién nacido febril y predicción de infección del tracto urinario Rev Cubana Pediatr 1998; 70(4):170-75.

28- Gancedo García MC, Hernández Ganzedo MC. Infección urinaria aguda y recurrente. Pediatr Integral 2005; IX (5): 317-324.

29- Gauthier M, Chevalier I, Sterescu A, Bergeron S, Brunet S, Taddeo D. Treatment of urinary tract infections among young children with daily intravenous antibiotic therapy at a day treatment center. Pediatrics 2014; 114: 469-76.

30- Hoberman A, Charron M, Hickey R, Baskin M, Kearney D, Wald E. Imaging studies after a first febrile urinary tract infection in young children. N Engl J Med 2013; 348: 195-202.

31- Montini G, Rigon L, Zucchetta P, et al. Prophylaxis after first febrile urinary tract infection in children? A multicenter, randomized, controlled noninferiority trial. Pediatrics. 2015; 122(5):1064-71.

32- Carbonell Noblet A, Rojas Turro Y. Estudio de utilización de medicamentos antimicrobianos, prescripción-indicación. Rev. inf. cient. [Internet]. 2016 [citado 2019 Abr 11]; 95(3): [aprox. 9 p.]. Disponible en: http://www.revinfcientifica.sld.cu/index.php/ric/article/view/127

33- Fariña N. Resistencia bacteriana: un problema de salud pública mundial de difícil solución. Mem. Inst. Inves. Cien. Sal [Internet]. 2016 Apr Consultado: 2017 Mar 17; 14(1): 04-05. Disponible en: http://scielo.iics.una.py/scielo.php?script=sci_arttext&pid=S1812-95282016000100001&lng=en

34- World Health Organization. Worldwide country situation analysis: response to antimicrobial resistance. World Health Organization. Geneva. [Internet]. April 2015 Consultado: 2017 Mar 20; Disponible en: http://www.who.int/drugresistance/e

35- Chavolla-Canal AJ, González-Mercado MG. Factores de riesgo asociados con infección de la vía urinaria provocada por superbacterias. Rev Mex Urol. 2018; 78(6):425-33.

36- Ossa-Giraldo AC. Factores de riesgo para infección por Pseudomonas aeruginosa multi-resistente en un hospital de alta complejidad. Rev Chil Infectol 2014; 31(4):393-399.

37- Marston HD, Dixon DM, Knisely JM, Palmore TN, Fauci AS. Antimicrobial resistance. Jama. [Internet]. 2016. Consultado: 2017 Mar 20; 316(11): 1193-1204. Disponible en: http://www.jama.jamanetwork.com/article.aspx?articleid

38- OMS. La OMS publica la lista de las bacterias para las que se necesitan emergentemente nuevos antibióticos. [Internet]. 2017 Consultado: 17 de marzo del 2017; Disponible en: http://www.who.int/mediacentre/news/releases/2017/bacteria-antibiotics-needed/es/

39- OMS. ¿Qué es la resistencia a los antimicrobianos? [Internet]. 2017. Consultado: 2017 Mar 18; Disponible en: Revista Habanera de Ciencias Médicas ISSN 1729-519X Página 416 http://www.who.int/features/qa/75/es/

40- Calderón Rojas G, Aguilar Ulate L. Resistencia antimicrobiana: microorganismos más resistentes y antibióticos con menor actividad. Rev Méd de Costa Rica y Centroa [Internet]. 2016. Consultado: 2017 Mar 19; 73(621):757-763. Disponible en: http://www.medigraphic.com/pdfs/revmedcoscen/rmc-2016/rmc164c.pdf

41- Becerra G, Plascencia A, Luévanos A, Domínguez M, Hernández I. Mecanismo de resistencia a antimicrobianos en bacterias. ENF INF MICROBIOL [Internet]. 2009. Consultado: 2017 Mar 19; 29 (2): 70-76. Disponible en: http://www.medigraphic.com/pdfs/micro/ei-2009/ei092e.pdf

42- Serra Valdés MA. La resistencia microbiana en el contexto actual y la importancia del conocimiento y aplicación en la política antimicrobiana. Revista Habanera de Ciencias Médicas. 2017; 16(3): 17.

43- Rodríguez-Noriega E, León-Garnica G, Petersen-Morfín S, Pérez-Gómez H, González-Díaz E, Morfín-Otero R. La evolución de la resistencia bacteriana en México, 1973-2013. Biomédica: Revista Del Instituto Nacional De Salud [revista en internet]. 2014 Abr [citado 4 de Febrero 2015]; 34(S1): 181-190. Disponible en: Medic Latina.

44- Serra Valdés MA. Política antimicrobiana. Necesidad imperiosa ante la creciente resistencia microbiana actual. Rev haban cienc méd [Internet]. 2017 [Consultado:]; 16(4): 564-578. Disponible en: http://www.revhabanera.sld.cu/index.php/rhab/article/view/2072

45- Álvarez Almanza D. Identificación de betalactamasas de espectro extendido en enterobacterias. Revista Habanera de Ciencias Médicas [revista en Internet].2018 [Citado 2019 Abr 11]; 9(4): [aprox. 0 p.]. Disponible en: http://www.revhabanera.sld.cu/index.php/rhab/article/view/1716

46- Hernández Martínez EM, Marín Conde Y, Carrazana García D, Vales Almodóva M, Ramos Villanueva Y. Consumo y resistencia a los antibacterianos en un hospital de segundo nivel. Medicentro Electrónica [Internet]. 2016 Dic; 20(4): 268-277. [Consultado: 2017 Jun 22]. Disponible en: http://scielo.sld.cu/scielo.php?script=sci_arttext&pid=S1029-30432016000400004&lng=es

47- Ruvinsky S, Mónaco A, Pérez G, Taicz M, Inda L, Epelbaum C, et al. Efectividad de un programa para mejorar el uso de antibióticos en niños internados en un hospital pediátrico de tercer nivel de atención en Argentina. Arch. argent. pediatr. [Internet]. 2014 Abr; 112(2): 124-131. [Consultado: 2017 Jun22]. Disponible en: http://www.scielo.org.ar/scielo.php?script=sci_arttext&pid=S0325-00752014000200004&lng=es

48- Fernández-Ruiz D, Quiros-Enríquez M, Cuevas-Pérez O, Rodríguez-Herrera E, Padilla-Labrado M. Curso de superación sobre selección y manejo con antimicrobianos en infecciones respiratorias y urinarias. Medisur [revista en Internet]. 2015 [citado 2019 Abr 11]; 13 (2): [aprox. 6p.]. Disponible en: http://www.medisur.sld.cu/index.php/medisur/article/view/2913

49- Malo Rodríguez G, Echeverry J, Iragorri S, Gastelbondo R. Guía práctica clínica. Infección urinaria en niños menores de 2 años. Rev Col Ped [Internet]. 2010 [citado5Nov2016]; 36(3):9–13.Disponible en: https://encolombia.com/medicina/revistas-medicas/pediatria/vp-363/pedi36301-sociedadguia/

50- Espinosa RL. Infección Urinaria. En: Garcías Nieto V, Santos F. Nefrología Pediátrica.2ed. España: Aula Méd; 2012.p.205-16.

51- Córdoba L, Machado O, Valdés F, Dueñas E, Amador M, Duyos H, et al. Normas de Pediatría. 4ed. La Habana: Editorial Ciencias Médicas; 2013.p.431-37

52- Díaz Álvarez M, Cárdenas González L. Meningitis aséptica concurrente con infección del tracto urinario en recién nacidos. Rev Cubana Ped [Internet]. 2011 [citad 22 Dic 2016]; 83(1):130-141. ISSN 1028-9933 212 Disponible en: http://scieloprueba.sld.cu/pdf/ped/v83n2/ped02211.pdf

53- Hay AD, Birnie K, Busby J, Delaney B, Downing H, Dudley J, et al. The Diagnosis of Urinary Tract infection in Young children (DUTY): a diagnostic prospective observational study to derive and validate a clinical algorithm for the diagnosis of urinary tract infection in children presenting to primary care with an acute illness. Health Technol Assess. 2016; 20(51):1-294. Disponible en: http://scielo.sld.cu/pdf/ped/v90n2/ped06218.pdf

54- Encalada F. Á., Luque M. V. M., Jaramillo M. E. C., & Chica H. A. P. Complicaciones renales en pacientes pediátricos en etapa pre-escolar con antecedentes de infección de vías urinarias. RECIMUNDO: Revista Científica de la Investigación y el Conocimiento. 2018; 2(2): 394-405

55- Molin C, Del Valle E, González L, Figueredo L. Infecciones urinarias en niños con vejiga neurogénica y los patrones de resistencia a los uropatógenos más frecuentes. Mem. Inst. Investig. Cienc. Salud. 2018; 16(3): 44-50

56- Lombardo-Aburto E. Abordaje pediátrico de las infecciones de vías urinarias. Acta Pediatr Mex. 2018; 39(1):85-90.

57- Delgado Velázquez R, Benítez Fuentes M, Hernández Cardosa M. Infección del tracto urinario en lactantes. Rev. inf. cient. [Internet]. 2017 [citado 2019 Abr 11]; 96(2): [aprox. 7 p.]. Disponible en: http://www.revinfcientifica.sld.cu/index.php/ric/article/view/13.

58- Torres Fuentes Generoso, Brito Herrera Belkis, Barbier Rubiera Amarilys. Comportamiento de la infección urinaria y susceptibilidad antimicrobiana de la bacteria más frecuente. Rev Cubana Med Gen Integr [Internet]. 2014 Dic [citado 2019 Abr 01]; 30(4): 416-425. Disponible en: http://scielo.sld.cu/scielo.php?script=sci_arttext&pid=S0864-21252014000400003&lng=es.

59- Cabrera NE, Cleger FM, Martínez HM, Gulgar WV, Otamendi FC, Velázquez LX, et al. Uso de Antimicrobianos en infección del tracto urinario [Tesis]. Guantánamo: Hospital Pediátrico Docente "Pedro Agustín Pérez"; 2007.

60- Díaz Rigau Leonor, Cabrera Rodríguez Luis Enrique, Fernández Núñez Tania, González Febles Ortelio, Carrasco Guzmán Miguel, Bravo Laura. Etiología bacteriana de la infección urinaria y susceptibilidad antimicrobiana en cepas de Escherichia coli. Rev Cubana Pediatr [Internet]. 2006 Sep [citado 2017 Feb 03]; 78(3): Disponible en: http://scielo.sld.cu/scielo.php?script=sci_arttext&pid=S0034-75312006000300005&lng=es.

61- Collado García Oscar, Barreto Rodríguez Herlinda, Rodríguez Torrens Herlinda, Barreto Argilagos Guillermo, Abreu Guirado Orlando. Especies bacterianas asociadas a infecciones del tracto urinario. AMC [Internet]. 2017 Ago [citado 2019 Abr 01]; 21(4): 479-486. Disponible en: http://scielo.sld.cu/scielo.php?script=sci_arttext&pid=S1025-02552017000400006&lng=es

62- Chávez Isla Margarita Isabel, Rodríguez Hechavarría Félix, Chávez Solís Leonardo F. Diagnóstico de laboratorio en pacientes ingresados por infección urinaria en un hospital pediátrico. MEDISAN [Internet]. 2012 Ene [citado 2017 Feb 10]; 16(1): 56-61. Disponible en: http://scielo.sld.cu/scielo.php?script=sci_arttext&pid=S1029-30192012000100008&lng=es.

63- Díaz L, Cabrera L, Fernández T, González O, Carrasco M, Bravo L. Etiología bacteriana de la infección urinaria y susceptibilidad antimicrobiana en cepas de Escherichia coli. Rev Cubana Pediatr. 2006 [acceso 11 Ene 2013]; 78 (3):42-45. Disponible en: http://scielo.sld.cu/scielo.php?script=sci_serial&

64- Alvarado Sosa J, Mejía Villatoro C. Resistencia Bacteriana en Infecciones del Tracto Urinario de Origen

Comunitario. [Online] 2016 [Consultado 2018 Marzo 21]; 20 (1): p.24. Available from:http://asomigua.org/wp-content/uploads/2016/08/articulo-3.pdf

65- Guerra Lloacana DD. Resistencia bacteriana a fluoroquinolonas en pacientes de consulta externa con infecciones de tracto urinario atendidos en el Hospital Enrique Garcés en el período enero–agosto 2017. Trabajo de tesis previo a la obtención del Título de Licenciado en Laboratorio Clínico e Histotecnológico. Carrera de Laboratorio Clínico e Histotecnológico. Quito: UCE. 2018. 67 p.

66- https://seq.es/seq/0214-3429/29/3/moya19apr2016.pdf

67- Castrillón Spitia JD, Machado-Alba JE, Gómez Idarraga S, Gómez Gutiérrez M, Remolina León N, Ríos Gallego JJ. Etiología y perfil de resistencia antimicrobiana en pacientes con infección urinaria. Infect. [Internet]. 2019 Jan [cited 2019 Apr 09]; 23(1): 45-51. Available from: http://www.scielo.org.co/scielo.php?script=sci_arttext&pid=S0123-93922019000100045&lng=en. http://dx.doi.org/10.22354/in.v23i1.755.

68- López C, Reyes G, Gallegos B, Reyes D, Reyes K. Bacteriología urinaria en niños con discapacidad. Enf.Inf.Microbiol. 2014; 34 (1):26-30.).

69- Suárez Trueba B, Milián Samper Y, Espinosa Rivera F, Hart Casares M, Llanes Rodríguez N, Martínez Batista ML. Susceptibilidad antimicrobiana y mecanismos de resistencia de Escherichia coli aisladas a partir de urocultivos en un hospital de tercer nivel. Rev cubana med [Internet]. 2014 Mar [citado 2019 Abr 01]; 53(1): 3-13. Disponible en: http://scielo.sld.cu/scielo.php?script=sci_arttext&pid=S0034-75232014000100002&lng=es

70- Beltrán A, Cortez A, López C. Evaluación de la resistencia antibiótica de la Escherichia coli en infecciones urinarias adquiridas en la comunidad del sector sanitario de Barbastro. Rev Esp Quimioter. 2015

71- Orrego-Marín CP, Henao-Mejía CP, Cardona-Arias JA. Prevalencia de infección urinaria, uropatógenos y perfil de susceptibilidad antimicrobiana. Acta Médica Colombiana. 2014; 39(4):353.

72- Valverde RA, Idrogo JJ, Significación FR, Alva R. Infección urinaria alta comunitaria por E. coli resistente a ciprofloxacina: características asociadas en pacientes de un hospital nacional en Perú. An Fac med. 2015; 76(4):385-91

73- Nelson Waldo E. Infección del tracto urinario. En: Behrman R, Kliegman R, Arvin Ann M. Tratado de Pediatría. 19ed. v.II. La Habana: Editorial Ciencias Médicas; 2011.p.2005-11.

74- Moriyón JC, Petit N, Coronel V, Ariza M, Arias A, Orta N. Infección urinaria en Pediatría: Definición, epidemiología, patogenia, diagnóstico. Arch Ven Puer Ped [Internet].2011 [citado 3 Mar 2016]; 74(1): [aprox. 13 p.]. Disponible en: http://www.scielo.org.ve/scielo.php?script=sci_arttext&pid=S0004-06492011000100006

75- Cavagnaro F. Infección urinaria en Pediatría: controversias. Rev Chilena Infectol [Internet]. 2012 [citado 22 Dic 2016]; 29(4): 427- 433 [citado10 Nov2016]. Disponible en: http://www.scielo.cl/pdf/rci/v29n4/art10.pdf

ANEXOS

Anexo 1. Consentimiento informado.

Servicio de Pediatría

Hospital General Docente "Comandante Pinares"

Consentimiento de los padres, familiares o tutores del niño para su participación en la investigación: Resistencia antimicrobiana ante drogas de elección en lactantes con infecciones urinarias. Hospital "Comandante Pinares", 2017-2019.

Yo ____

He leído y comprendido la información que me ha sido entregada sobre la investigación. He podido hacer todas las preguntas que me preocupaban sobre la misma, obteniendo respuestas satisfactorias. He recibido suficiente información sobre el trabajo, comprendiendo que mi participación es voluntaria y que puedo retirarme de la misma cuando lo desee, sin tener que dar explicaciones y sin que ello repercuta en los cuidados médicos de mi hijo.

Se me ha informado que el investigador garantizará que este estudio se realice en conformidad con las disposiciones en que se lleva a cabo la investigación, que concedan la máxima protección al paciente.

Por todo lo antes planteado doy mi consentimiento para ser incluido en la investigación infantil.

Firma del paciente o familiar autorizado: __________________________

Nombre y firma del Médico: _____________________

Anexo 2.

Comportamiento de la sensibilidad y resistencia antimicrobiana ante las drogas de primera elección en lactantes en el servicio de Pediatría del Hospital General "Comandante Pinares".

Cuestionario:

1.Nombre y apellidos: ____

2.Edad:

1 – 3 meses______ 4– 6 meses______

7– 9 meses______ 10– 12meses______

3.Sexo:

Masculino______ Femenino______

4.Forma clínica de presentación:

Típica ______ Asintomática ______

Febril ______ Distrofiante ______

Emetizante ______ Diarreica ______

Anemizante ______ Ictérica ______

Pseudomeníngea ______ Toxico infecciosa ______

5.Exámenes complementarios:

Hb: Normal____ Disminuida_____

Leucograma: Normal____ Elevado_____

Eritrosedimentación: Normal____ Acelerada_____

Cituria: Positiva_____ Negativa____

Ultrasonido renal: Normal____ Alterado____

Alteración:

6.Urocultivos positivos: Sí:_____ No______

Germen aislado: ________________________________

7.Antibiograma:

Antibiótico	Sensible	Resistente
Ceftriaxone	______	______
Cefotaxima	______	______
Amikacina	______	______
Nitrofurantoína	______	______
Cotrimoxazol	______	______
Ciprofloxacina	______	______
Ácido Nalidíxico	______	______
Cefalexina	______	______
Amoxicilina	______	______

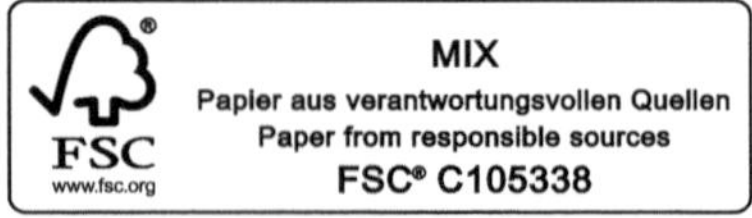

Printed by Books on Demand GmbH, Norderstedt / Germany